LA

SEPTICÉMIE EXPÉRIMENTALE

PARIS. — IMP. DE VICTOR GOUPY, RUE DE RENNES, 71.

LA
SEPTICÉMIE EXPÉRIMENTALE

ÉTUDE

DE L'ACTION PRÉVENTIVE ET CURATIVE

DES PRINCIPALES SUBSTANCES RÉPUTÉES ANTISEPTIQUES

Par le Dr J.-V. LABORDE

CHEF DU LABORATOIRE DE PHYSIOLOGIE A LA FACULTÉ, ETC.

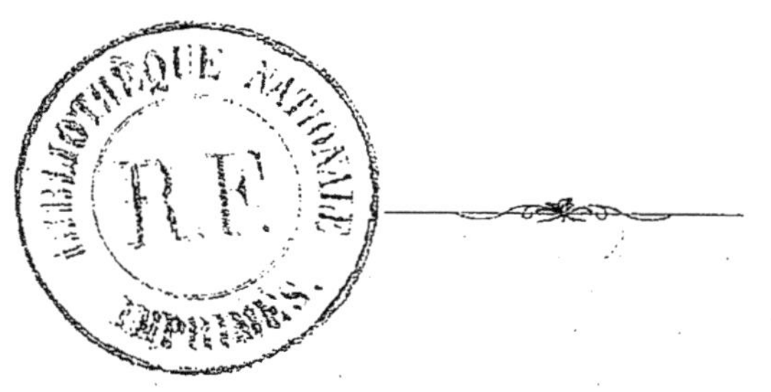

PARIS

V. ADRIEN DELAHAYE ET Cᵉ LIBRAIRES-ÉDITEURS

PLACE DE L'ÉCOLE DE MÉDECINE

1877

RECHERCHES

SUR LA

SEPTICÉMIE EXPÉRIMENTALE

———

DE L'ACTION PRÉVENTIVE ET CURATIVE DES PRINCIPALES
SUBSTANCES RÉPUTÉES ANTISEPTIQUES, ÉTUDIÉES SUR
L'ORGANISME VIVANT.

I

Créer, pour ainsi dire à volonté, sur l'animal vivant, une maladie déterminée ; observer et étudier l'évolution symptomatique de cette maladie, et les altérations anatomiques qui lui appartiennent ; — tel est le but de la pathologie expérimentale. Mais ce but ne serait que très-incomplétement atteint, et il resterait à peu près stérile si, après avoir obtenu ce premier et indispensable résultat, l'expérimentateur ne cherchait pas à l'*utiliser*, en appliquant ses procédés à l'étude des moyens capables de *remédier*, autant que possible, à la maladie qu'il a provoquée, qu'il a créée.

Voilà, dans ses deux termes nécessaires, le problème expérimental, qui devient, de la sorte, le véritable problème clinique. Jusque dans ces derniers temps, les recherches expérimentales s'étaient bornées au premier terme seul, c'est-à-dire à l'essai de la création de la maladie, et à l'observation des phénomènes morbides; cette étude préalable était, d'ailleurs, indispensable, car il fallait être, en quelque sorte, en possession expérimentale de la maladie, pour pouvoir essayer de la combattre; alors seulement, il était permis d'aborder le côté véritablement fécond et pratique du problème, nous voulons dire le côté *thérapeutique.*

Nous sera-t-il permis de dire que nous avons été l'un des premiers, sinon le premier, à frayer cette voie, dans laquelle est entrée et marche résolûment aujourd'hui, pour le plus grand bien de la science et de la pratique médicales, la pathologie expérimentale ? Nos premiers essais, à ce sujet, remontent à l'époque déjà éloignée où, à la suite de nos recherches sur l'action physiologique et thérapeutique du bromure de potassium, nous avons démontré l'influence curative de ce composé sur l'épilepsie expérimentale. Depuis cette époque, nous n'avons pas cessé de poursuivre ces études, qui ont pour but et qui doivent avoir pour résultat de soustraire le médecin aux incertitudes aveugles et aux dangers de l'empirisme. Nous choisissons aujourd'hui, parmi ces études, un sujet plein d'actualité, puisqu'il s'agit de *septicémie,* question pour ainsi dire à la mode.

Toutefois, le motif d'actualité n'est pas le seul qui nous porte à ce choix; il y en a un autre, plus important, qui touche à la fois à la nature des résultats obtenus dans ces recherches, et à la méthode qui y a présidé. Ces résultats, pour le dire de suite, sont presque complétement *négatifs,* au point de vue thérapeutique; mais ils ont, par cela même, une signification et une importance qui n'échappera à personne, car ils montrent, nous l'espérons, de la façon la plus claire, à quelles erreurs. partant à quels mécomptes et à quelles illusions peuvent conduire des procédés fautifs, c'est-à-dire antiphysiologiques d'expérimentation.

Dans le titre même de ce travail, nous avons
pris le soin d'indiquer nettement que notre étude
de l'action préventive et curative des agents réputés antiseptiques a été faite *sur l'organisme vivant.*
Ce n'est pas ainsi, nous allons le voir, qu'ont procédé (et c'est là le tort qu'ils ont eu) la plupart des
auteurs qui, comme nous, se sont livrés à cette
étude. Mais il y a plus, nous devrions dire pire :
avant d'aborder, par l'expérimentation, ce que nous
appelions tout à l'heure le second terme du problème, c'est-à-dire le terme thérapeutique, on ne
s'est pas suffisamment préoccupé de mettre à l'abri
de toute confusion la question préalable de pathologie. Il importe de rappeler ce que noue disions à
ce propos, il y a plus d'un an, dans une communication sur ce sujet, à la *Société de Biologie* (1) :

La question de pathogénie expérimentale relative à la septicémie est loin d'être aussi clairement
élucidée et établie qu'on paraît le croire ; il y a encore, à cet égard, bien des points obscurs et con-
testables ; et, en tous cas, je crois être en mesure
de montrer que l'on n'a pas suffisamment insisté
sur certaines distinctions qu'il nous paraît urgent
d'établir, avant d'affirmer la véritable nature de
l'affection expérimentale. Mais voyons, d'abord, les
modifications que j'ai introduites dans les procédés
d'expérimentation.

La plupart des expérimentateurs, nous pourrions
dire tous, sans trop risquer de nous tromper, ont
jusqu'à présent procédé à la production expérimentale de la septicémie en introduisant sous la
peau des quantités plus ou moins grandes (je laisse
de côté, pour le moment, la question des doses in-

(1) Recherches sur la septicémie expérimentale à l'aide d'un
procédé nouveau de transmission de la maladie, et qui permet
l'étude sur l'organisme même des divers agents réputés antiseptiques.
Gaz. méd. et Compte rendu de la Société de Biologie, 17 janvier 1874.

finitésimales) de sang rendu septique, soit directement en le putréfiant par la chaleur, soit recueilli
sur un animal déjà septicémié ; en un mot, on a
procédé par inoculation hypodermique. Le résultat
immédiat de cette façon de faire, c'est de provo-
quer au point d'inoculation un travail pathologi-
que d'irritation, lequel passe d'ordinaire par toutes
les phases de l'état inflammatoire suppuratif, et
qui, en tous cas, *précède* le développement de la
maladie générale. Ce point, qu'on veuille bien le
noter, est capital : l'état morbide général qui constitue, en ce cas, aux yeux des expérimentateurs, la
septicémie est consécutif à l'état morbide local provoqué par l'insertion sous-cutanée du sang *septicogène*. Que cet état local joue un rôle véritable et
actif dans la production des phénomènes consécu-
tifs qui constituent la maladie générale, cela ne
saurait être mis en doute, et une importance capitale est implicitement attribuée à ce rôle par les
observateurs qui considèrent les microcytes développés au point d'inoculation comme les agents
morbigènes principaux. Laissant de côté, pour le
moment, l'appréciation que peut comporter, au point
de vue des faits expérimentaux, cette dernière assertion relative à l'influence des microcytes, il nous
est permis d'affirmer dès à présent, et d'après ce
qui précède, que la septicémie développée dans ces
conditions, si septicémie il y a, est bien une *septicémie secondaire*; et dès lors se présente immédiatement à l'esprit cette remarque, que nous verrons
bientôt confirmée par les faits, savoir : que ces
conditions pathogéniques se rapprochent singulièrement de celles de l'infection purulente ou de l'infection putride. Dans l'infection purulente, en effet, de même que dans le cas expérimental dont les
conditions sont déterminées par le procédé d'inoculation hypodermique du virus septicémique, l'altération du sang est *secondaire*.

Mais n'est-il pas possible de produire une affec-

tion septicémique *primitive* sans passer par l'inter-
médiaire d'un travail morbide local, lequel joue
nécessairement un rôle protopathique?

L'injection de sang septique dans les vaisseaux
d'un animal nous fournit déjà un procédé plus direct; mais nous avons tenté d'aller plus loin et de
nous rapprocher encore davantage des procédés
naturels de la physiologie morbide; et, pour cela
nous avons mis à profit, en le perfectionnant, autant que possible, le procédé de *communication artérielle* de M. Alphonse Guérin.

Un chien étant rendu septicémique, au sens expérimental actuel de ce mot, par introduction directe du sang septique dans une veine, et l'animal
étant arrivé à la période d'état de la maladie, nous
établissons une communication entre le bout central de l'une des artères crurales de ce chien, et le
bout périphérique de l'une des artères crurales d'un
autre chien bien portant et autant que possible de
même taille que le premier, de façon à faire passer
à volonté le sang de l'animal malade dans la circulation de l'animal sain. Ce dernier contracte, de la
sorte, directement, une maladie qu'il est permis de
considérer comme réellement primitive, et à la génération de laquelle n'a pu certainement participer
un travail morbide antérieur provoqué en un point
quelconque de son organisme: cette maladie est
d'emblée générale, ainsi que le montrent, d'ailleurs
l'apparition et la succession des symptômes.

Avant d'en donner l'aperçu nosologique, qu'il
nous soit permis d'insister, en quelques mots, sur
la partie, en quelque sorte, matérielle du procédé
expérimental.

Il s'agit, avons-nous dit, du procédé de communication artérielle de M. Alphonse Guérin, lequel
consiste à faire passer simultanément et récipro-
quement, à volonté, le sang d'un animal dans la
circulation artérielle de l'autre. Pour nous, et pour
le but que nous avons ici à atteindre, nous n'avons

pas besoin de la double communication ; il nous suffit d'établir une relation entre le système artériel de l'animal malade et le même système de l'animal auquel nous voulons transmettre la maladie. Nous avons dit plus haut comment, d'une façon générale, nous disposions cette communication. Mais il importe d'insister sur les précautions qu'il est nécessaire de prendre pour bien réussir dans l'opération.

Le système de canules à emboîtement réciproque, primitivement employé par M. A. Guérin peut être conservé, mais à la condition que les canules soient construites de manière à offrir un contact parfait dans toute l'étendue de leur emboîtement et surtout à leurs extrémités ; il ne faut pas, en d'autres termes, qu'il y ait le moindre jour, la moindre disjonction entre la canule interne et la canule externe. D'un autre côté, cette dernière, qui est destinée à être introduite et fixée dans l'artère devra être autant que possible d'un calibre proportionné au calibre de cette artère, afin que son embouchure intérieure qui recevra le sang et qui est en somme la continuation artificielle du canal artériel, s'applique bien exactement à la paroi interne de l'artère : nous parlons ici de l'artère (bout central) de l'animal destiné à donner le sang, et duquel doit par conséquent venir le courant : car il n'est pas aussi nécessaire d'observer ces précautions bien qu'elles ne soient pas absolument indifférentes pour les canules destinées à l'artère (bout périphérique) de l'animal qui reçoit. Les canules peuvent être reliées entre elles par un tube en caoutchouc seul ou par un tube en verre interposé à deux tubes en caoutchouc fixés à la canule artérielle. Le tube de verre permet de voir passer le courant sanguin et de constater sa marche continue ou son arrêt, mais il a l'inconvénient que nous avons souvent observé, de favoriser la coagulation, déjà si facile et contre laquelle tous les minutieux détails du

procédé sont précisément destinés à lutter, du sang
du chien. Le tube en caoutchouc est préférable,
mais il importe à la réussite de l'opération que le
tube remplisse, autant que possible, les deux conditions suivantes : 1° qu'il soit aussi court que possible, pourvu toutefois qu'il ne puisse être soumis
à des tiraillements, condition qui dépend de la situation réciproque des deux animaux dans l'appareil; 2° que son calibre soit, autant que faire se
peut, approprié au calibre des artères sur lesquelles
on a à opérer. Le tube en caoutchouc offre, d'ailleurs, lorsque le courant sanguin est établi, des
pulsations absolument semblables à celles de l'artère et isochrones avec ces dernières, et ces pulsations permettent d'apprécier parfaitement s'il y a
arrêt, ou continuation de l'écoulement sanguin.

Toutes ces précautions, nous l'avons fait pressentir, ont pour but d'éviter, autant que possible,
toutes les causes matérielles de coagulation plus
ou moins rapide du sang, laquelle constitue, particulièrement chez le chien, l'obstacle essentiel à la
réalisation du procédé expérimental dont il s'agit.
Afin d'arriver plus sûrement encore à cette réalisation, nous avons l'habitude, après avoir dénudé sur
chaque animal, l'artère dans une étendue suffisante,
de ne placer nos canules qu'au moment même de
commencer l'expérience, et pour cela, nous avons
adopté, en dernier lieu, un modèle de canule à extrémité demi-mousse, dont l'idée première appartient à notre regretté collègue Legros, qui en permet l'introduction immédiate dans l'artère, sans
recourir à une incision préalable de ses parois;
nous perdons, de la sorte, le moins de temps possible, et le courant sanguin est presque instantané-
ment établi. Il nous a été permis, dans de telles
conditions, de faire couler, à volonté, même par la
double communication, le sang artériel de deux
chiens, simultanément de l'un à l'autre, de manière
à produire plusieurs fois de suite l'échange com-

plet des deux sangs, autant qu'on peut le supposer
d'après la vitesse d'un circuit circulatoire complet.

Nous ajouterons incidemment que ce procédé
appliqué à des recherches toxicologiques, nous a
donné des résultats des plus intéressants, que nous
serons bientôt en mesure de faire connaître.

Tel est le procédé. Maintenant comment l'appli-
quons-nous à l'étude de la septicémie? Nous avons
fait une culture de sang septicémique jusqu'à la cinquième ou sixième génération, le premier
provenant d'un chien atteint d'infection putride
sous l'influence d'abcès urineux provoqués par mon
collègue et ami M. Muron ; nous l'avons d'abord
inoculé au lapin, dont on connaît l'extrême suscep-
tibilité à contracter la septicémie ; puis, après avoir
obtenu, après trois ou quatre transmissions au
lapin, un sang septique ou summum d'efficacité,
nous l'avons transporté sur le chien par injection
intra-veineuse, et nous avons poursuivi la culture
jusqu'à la quatrième génération : c'est alors que
nous avons eu recours à la communication directe
d'organisme vivant à organisme vivant, en ayant
soin de ne laisser couler du sang que dans une
limite qui ne pouvait être nocive par la quantité,
mais seulement par la qualité.

Nous sommes arrivé, de la sorte à développer
rapidement et d'emblée sur l'animal une maladie générale offrant les caractères nosologiques suivants :

Tout d'abord, après l'opération, l'animal ne présente pas de phénomène appréciable, autre qu'une
certaine lassitude causée par la fixité prolongée de
la situation et les liens par lesquels on est obligé
de l'y maintenir.

Lorsqu'on a affaire à un animal très-vigoureux,
cette lassitude même ne s'aperçoit pas ; le chien à
peine sorti de l'appareil, se met hardiment sur ses
pattes, se secoue, boit plus ou moins avidement
surtout si on lui offre du lait, et s'occupe à lécher
la petite plaie nécessitée par la mise à nu de l'artère.

Mais cet état d'apparente innocuité de l'opération
ne dure pas longtemps ; une, deux ou, au plus,
trois heures après, l'animal qui a reçu le sang du
malade, devient manifestement anxieux, il est agité,
et pris d'un frisson généralisé plus ou moins intense ;
quelquefois il est pris de vomissements réitérés, et
cela surtout dans le cas où l'estomac contenait encore au moment de l'expérience des substances alimentaires ; toutefois, cette condition n'est pas
indispensable à la production du vomissement, que
nous avons également observé dans l'état de vacuité
de l'estomac. Puis l'animal se couche, devient triste,
et refuse tout aliment.

La température rectale s'élève de un demi à un
degré ; les pulsations cardiaques et carotidiennes
s'alcélèrent ; le nez perd sa fraîcheur normale ; en un
mot, un véritable mouvement fébrile s'établit, et
cette fièvre prend, dans la plupart des cas, de véritables allures périodiques paroxystiques ; tous les jours,
vers le soir, si l'on observe attentivement l'animal,
on voit le frisson revenir, l'élévation de la température et l'accélération du pouls se produire, l'ac-
cablement devenir plus grand. En cet état, l'animal
maigrit et s'affaiblit rapidement ; la diarrhée sur-
vient, quelquefois dès le début et avec le caractère
sanguinolent, et ne quitte plus le malade. A ces
phénomènes viennent s'ajouter de la dyspnée et souvent une toux fréquente. L'animal étendu sur le
flanc et incapable désormais de se tenir sur ses
pattes, l'œil morne et excavé, insensible et inat-
tentif à tout ce qui l'entoure, tombe dans le dernier degré de marasme, et meurt dans un laps de
temps qui varie, à peu de chose près, du quatrième
au huitième jour.

Tel est, en général, le tableau symptomatologique
de la maladie ; ce tableau varie, mais accessoire-
ment, avec certaines conditions accidentelles ou
prévues de l'expérimentation, et aussi selon le dégré
de virulence et de composition du liquide morbi-

gène. Ne pouvant donner ici en détail les observations expérimentales, nous résumerons rapidement ces modifications nosologiques dans les propositions suivantes :

La mort n'a pas toujours été, dans nos expériences, la suite de la maladie : dans un cas, mais dans un cas seulement, l'animal ayant reçu par communication artérielle, du sang d'un autre animal, malade à la période confirmée, s'est remis et a survécu, après avoir présenté les premiers symptômes de la maladie ; il n'a été soumis à aucun traitement.

Dans les cas rares, à la vérité, où la plaie de l'aine, vient à supurer hâtivement, et prend ensuite un aspect plus ou moins blafard, la maladie présente plutôt les allures de l'infection purulente, ou, si l'on aime mieux, d'une sorte de septicémie secondaire, et les altérations anatomiques diffèrent notablement, par leur degré surtout, et même par certaines particularités de siége, de celles de la septicémie proprement dite ou primitive (voir plus loin le résumé de ces altérations).

Les choses se passent, en ce cas, comme dans ceux où la transmission directe du virus septicémique est faite chez un animal ayant une ou plusieurs plaies préalables.

Enfin, relativement à la composition du liquide morbigène, et nous entendons par là la présence de microzoaires dans son intérieur, un fait des plus importants, si je ne m'abuse, résulte de nos expériences telles que nous les avons conçues et réalisées : c'est que *jamais* le sang du chien auquel a été transmis par communication artérielle le sang du chien malade et générateur, ne nous a offert, à l'examen le plus attentif, et renouvelé aux différentes périodes de la maladie, la présence en quantité appréciable de microcytes : bactéries, vibrioniens , granulations, etc. ; pas même dans le cas où le sang primitivement inoculé à l'animal donnant et transmetteur, contenait des microzoaires en plus ou moins grande quantité; de sorte qu'on est ainsi en présence d'une maladie expérimentale qui peut être indéfiniment transmise sans l'intervention de ces organismes inférieurs. La portée de ces résultats n'échappera à personne.

Il n'y a, d'ailleurs là, de nouveau que ce qui se rapporte au procédé particulier de la détermination morbide expérimentale, car d'autres observateurs, M. le professeur Vulpian, en particulier, ont vu la maladie se développer en l'absence de microcytes. C'est un point sur lequel nous reviendrons.

Il nous reste, pour compléter l'étude nosographique de la maladie, à dire un mot des altérations anatomiques.

Ces altérations sont constantes et ne varient guère que quant au degré d'intensité.

La putréfaction du cadavre est rapide; les plaies, s'il y en a, deviennent, vers la fin, blafardes, gangréneuses. La petite plaie faite à l'aine dans nos cas de communication artérielle se réunit souvent, même par première intention; d'autre fois la réunion reste incomplète ou même ne se fait pas du tout; il y a alors suppuration et décollement, et c'est surtout dans ces conditions, que la maladie prend la physionomie symptomatique de l'infection purulente.

Les poumons présentent constamment un état congestif généralisé, plus ou moins intense, prédominant, par l'effet de l'hypostase, du côté où l'animal se trouve couché durant l'agonie; mais, outre cette congestion, il est rare de ne pas rencontrer dans le tissu pulmonaire de petits modules rougeâtres disséminés, de volumes divers, variant de celui d'un pois à celui d'un haricot, et que l'incision et un examen plus approfondi montrent ne pas être autre chose que de petits noyaux apoplectiques à un certain degré d'induration, autrement dit de véritables infarctus à la période d'état.

Dans la majorité des cas de septicémie primitive

et non compliquée, les infarctus ne sont point suppurés ; mais si une ou plusieurs plaies suppurantes
préexistent chez l'animal, ou si l'on provoque cette
suppuration, dans le cours de la maladie expérimentale, dans le but d'en apprécier l'influence et
les effets sur cette dernière, on rencontre alors dans
les poumons un certain nombre de ces nodules à
la période de suppuration et quelquefois même, si
la terminaison n'est point trop rapide, à la période
de régression. La même chose s'observe, en ce cas,
dans les reins.

Dans un fait qui mérite, à cet égard, une men-
tion spéciale, nous avons observé une double pneu-
monie à la période d'hépatisation grise avec plusieurs
noyaux abcédés dans le lobe moyen du poumon
droit. Il existait, dans ce cas, chez l'animal en expérience (un chien) un vaste décollement gangréneux
à la région dorsale.

Enfin, on voit habituellement coïncider avec ces
lésions pulmonaires des ecchymoses sous-pleurales
plus ou moins étendues en surface et en profondeur,
et ayant pour siége ordinaire les régions margi-
nales, les bords tranchants des lobes pulmonaires.

L'altération générale et prédominante des autres
viscères abdominaux, notamment du foie, de la rate
et des reins, c'est également la congestion simple.
Mais dans les reins, en particulier, de même que
dans les poumons, se montrent le plus souvent des
infarctus, tantôt simples, tantôt suppurés, cette
dernière condition se produisant à peu près exclu-
sivement dans les cas de plaies suppurantes à la
surface du corps. Dans un de ces cas, où l'animal
portait plusieurs plaies avec escharres gangréneuses, nous avons vu les deux reins être le siége,
le droit d'un infarctus impliquant la moitié inférieure de l'organe, un commencement de suppuration à son centre, le gauche d'une cavité abcédée
occupant la région centrale de la substance médul-
laire, remplie de pus caséeux, et par conséquent en

pleine période régressive. L'examen micrographique décelait la présence de nombreux éléments adipeux mêlés à des leucocytes.

Le tissu du cœur est, dans la plupart des cas, mollasse et plus ou moins infiltré et imprégné de sang.

Le sang lui-même offre dans son aspect physique des modifications constantes qui annoncent, dans sa constitution intime, une altération profonde qui nous est encore inconnue, et qui appelle une étude plus approfondie de la part des micrographes et des chimistes. Au point de vue purement morphologique, ce sang est poisseux, de couleur sépia, tachant fortement les doigts qui le touchent et qui en restent imprégnés, de même que la membrane endo-cardiaque avec laquelle il est en contact.

Les globules sanguins qui persistent encore sont comme agglutinés, plus ou moins déformés et tous framboisés. Les globules blancs ont dans certains cas, une prédominance anormale. Jamais, nous le répétons, le sang ne nous a présenté, dans les conditions expérimentales dans lesquelles nous nous sommes placé, du vivant de l'animal ou immédiatement après la mort, l'existence, en quantité notable, d'organismes inférieurs.

Il y a plus : dans les quelques cas où nous avons introduit dans la veine d'un animal, pour commencer une culture septicémique, du sang contenant des microcytes, ceux-ci ont été rapidement détruits dans la circulation, et nous ne les avons pas retrouvés dans le sang de l'animal vivant, destiné à être transmis à un autre par communication artérielle.

II.

Le procédé expérimental que nous venons de dé-
crire permet donc de créer d'emblée et primitivement une maladie dont nous avons donné sommai-
rement les caractères nosologiques et anatomiques.
Cette maladie est, selon nous, la véritable septicémie,
la septicémie *primitive*, car l'altération du sang est, en
ce cas, directement et primitivement provoquée.

Le même procédé, on a dû le pressentir, permet
également l'étude, dans les véritables conditions
physiologiques, dans l'organisme vivant, et non en
dehors de lui, de l'action préventive ou curative
des divers agents réputés antiseptiques. C'est cette
étude que nous allons maintenant aborder.

Mais avant d'entrer dans le détail de nos propres
expériences, il n'est pas sans utilité, ni sans intérêt de jeter un coup d'œil, qui sera d'ailleurs rapide, sur les recherches antérieures de quelques
auteurs sur ce sujet.

APERÇU HISTORIQUE.

On connaît la méthode de M. Davaine : il prend
le lapin comme réactif des antiseptiques dans la
septicémie, de la même façon qu'il avait pris le
cobaye comme réactif dans le charbon. Il met en
contact préalable les diverses substances qu'il es-
saie, avec du sang recueilli dans le cœur des animaux morts de septicémie, depuis peu d'heures en
été et depuis peu d'heures ou de jours en hiver ; la
proportion de ce sang dans les solutions exposées à
l'action des agents réputés antiseptiques ou soup-
çonnés de l'être, est d'un dix millième, et la quantité injectée sous la peau du cou du lapin a toujours
été d'une goutte : cette dose est toujours mortelle,

selon M. Davaine, chez le lapin, si le virus septicémique n'a pas été détruit ; d'un autre côté un liquide contenant un demi-millième de sang étant
entièrement incolore et limpide, aucun trouble appréciable n'y peut être formé par les substances
coagulantes telles que l'iode, l'acide chromique, la
chaleur, en sorte que le virus se trouve débarrassé
des substances albuminoïdes qui peuvent le mas-
quer ou l'entraîner dans leur coagulation.

Dans ces conditions d'expérimentation, voici ce
que M. Davaine a observé relativement à l'action
comparée des diverses substances qu'il a essayées :

L'iode dans des proportions inférieures même à
un dix millième, annihile complètement la virulence
dans une solution de sang septicémique de un dix
millième, dont une goutte injectée à un lapin laisse
cet animal parfaitement bien portant.

L'iode serait le plus puissant des antiseptiques.

Viennent ensuite dans l'ordre d'efficacité relative :

Le permanganate de potasse ;

L'acide chromique, dont une partie sur trois mille
parties d'eau (un trois millième) détruit le virus
septicémique, après 30 à 40 minutes de contact.

La potasse caustique et *l'acide sulfurique* qui agissent
sensiblement dans les mêmes proportions, un pour
cent.

Cette proportion est également à peu près celle
qui est nécessaire à l'influence antiseptique effec-
tive de l'*acide phénique* et du *silicate de soude,* après
une demi-heure ou une heure de contact avec la
dilution du sang septicémique. (Note lue à la Société de Biologie, séance du 10 janvier 1874).

M. Onimus s'est également occupé de l'action
d'un certain nombre de substances sur le virus septicémique ; il est arrivé à des résultats peu diffé-
rents de ceux de M. Davaine.

Des recherches fort intéressantes ont été faites

par J. Dougall, sous ce titre : « ON PUTREFIERS AND ANTISEPTICS (*the Glasgow med. Journ.*, *novembre* 1872, *février* 1873).

Dougall établit d'abord une distinction importante entre la putréfaction et la fermentation.

L'une, la *putréfaction*, est caractérisée par la production de microzymas, une odeur putride, le trouble du liquide putréfié, une réaction neutre ou alcaline de ce dernier, ou seulement quelquefois faiblement acide, enfin par un processus très-lent des phénomènes ; l'autre, au contraire, la *fermentation*, est caractérisée par un développement de champignons (Torulacées, Mycelium, etc.), une odeur de moisissure, la transparence du liquide, une réaction franchement acide, enfin une marche rapide des phénomènes.

Cette distinction, avons-nous dit, est importante, car il semble résulter des observations de l'auteur, que certaines substances qui agissent sur la fermentation, n'ont point d'influence sur la putréfaction : tel est notamment le *silicate de soude*.

En général, les substances qui s'opposent à la putréfaction sont *acides*, et les plus nettement acides sont, à cet égard, les plus actives, tels sont : le bichlorure de mercure, l'acide benzoïque, l'acide chromique, le sulfate de cuivre, le nitrate d'argent, le bichromate de potasse. — Comme tous les autres sels alcalins, le silicate de soude et le borax, seraient absolument dénués de pouvoir désinfectant ou anti-putride ; mais ils sont capables de s'opposer à la fermentation, puisque, selon Dougall, les agents qui retardent la fermentation sont, en général, des corps neutres ; les attributions données, à ce point de vue, par Rabuteau et Papillon au silicate de soude, paraissent donc fondées. — Il résulte également des expériences de Dougall que le permanganate de potasse retarde aussi la putréfaction d'une façon très-marquée ; l'ammoniaque et le biborate de soude ont agi de la même manière dans quelques cas ; mais, en général, les alcalis et leurs composés alcalins, les savons, par exemple, favorisent la putréfaction, loin de l'empêcher ou même de la retarder. Le salpêtre, le sel commun, et le sucre, généralement employés comme antiseptiques, seraient, au contraire, des adjuvants de la putréfaction, lorsqu'ils sont mêlés, en petite quantité, aux liquides organiques.

Enfin, M. Dougall a étudié l'action de divers corps volatils au point de vue des propriétés antiseptiques des vapeurs qu'ils émettent, en faisant se dégager les vapeurs sous une cloche, jusqu'à saturation et les mettant en contact de matières organiques artificiellement rendues putrides. — L'acide acétique cristallisé et l'acide chlorhydrique sont complétement opposés à la putréfaction ; viennent ensuite, l'acide nitrique, le chlorure de chaux, l'acide sulfureux, enfin l'acide phénique, dont l'action est peu marquée. L'action du chloroforme a été nulle, et l'acide sulfurique de même que le camphre ont nettement favorisé la putréfaction.

Dougall n'hésite pas à conclure de ces expériences que la désinfection par l'acide phénique est, dans la pratique, absolument illusoire.

Il importe de remarquer que l'auteur, dans ces recherches, a usé constamment du procédé qui consiste à mettre les substances essayées, en présence des matières artificiellement rendues putrides ou fermentescibles, en dehors de l'organisme ; ces matières ont été habituellement le lait, le jus de bœuf, l'urine, la solution d'albumine d'œuf, la solution de foin, observés individuellement ou mélangés ensemble. Il est à regretter que le sang n'ait pas été employé, au point de vue de la septicémie ; ce qui n'empêche pas que les résultats généraux obtenus par l'auteur ne doivent s'appliquer probablement à ce liquide.

Quoi qu'il en soit, nous nous contenterons de faire

remarquer ici les contradictions formelles qu'impliquent ces résultats avec ceux de la plupart des expérimentateurs, surtout en ce qui concerne l'action de l'*acide phénique*.

Relativement au *silicate de soude*, il n'est pas sans intérêt de rapprocher des conclusions de Dougall celles de M. le Dr Picot : d'après les recherches de cet auteur, ce sel serait sans influence aucune sur la septicémie.

La judicieuse distinction faite par G. Dougall entre la fermentation et la putréfaction proprement dite, a été plus nettement établie encore par M. le professeur Gubler dans un article récent publié en collaboration avec M. Bordier. Ces auteurs ont proposé une classification des substances dites *antifermentescibles*, sur laquelle nous reviendrons en étudiant le mode d'action de ces substances, et lorsque nous aurons donné les résultats bruts et positifs de l'observation expérimentale.

III.

Tous les expérimentateurs dont nous venons de passer rapidement en revue les recherches ont eu recours au même procédé : mettre en présence et en contact, hors de l'organisme vivant, les substances supposées ou reconnues antiseptiques avec le sang ou toute autre matière rendue septicémique, et les inoculer ensuite à l'animal. (1) Sans doute, les résultats de ce mode d'expérimentation ont un intérêt et une importance que nous sommes loin de méconnaître, ne fût-ce qu'à raison de la

(1) Il faut faire aujourd'hui une exception en faveur de M. le professeur Colin, de l'école d'Alfort, lequel s'est récemment livré, sur ce sujet, à quelques essais expérimentaux que nous aurons bientôt à apprécier.

présomption qu'ils fournissent relativement à l'action des agents plus ou moins capables de combattre le virus septique. Mais pour que la présomption se change en réalité et en conviction, aux yeux de l'observateur, il est nécessaire, à mon sens, que l'action des agents antiseptiques soit étudiée et déterminée dans l'organisme lui-même, et dans l'organisme en fonction : tel est le moyen d'arriver à la véritable solution physiologique du problème, et c'est ce moyen que nous avons essayé de mettre en pratique.

La question se présente et nous l'avons envisagée sous les aspects suivants :

1° Un animal étant en puissance de la septicémie, y a-t-il des substances qui, introduites dans son organisme, détruisent ou atténuent le principe morbide, de telle manière que le sang de l'animal malade transmis directement à un animal sain, soit sans influence et ne détermine pas l'affection septique chez le dernier ? — Quelles sont ces substances et quelle est leur action relative ?

2° Les substances réputées antiseptiques étant préalablement administrées à l'animal sain, le sang de l'animal malade transmis à celui-ci et mis ainsi en conflit direct dans l'organisme vivant avec le médicament est-il dépouillé de son action virulente ?

3° Un animal septicémié étant soumis à l'influence continue des agents médicateurs, peut-il être préservé ou guéri de la maladie ?

Pour répondre à ces questions qui embrassent à la fois le côté curatif et préventif du problème thérapeutique, il ne s'agissait pas seulement d'instituer des expériences appropriées à ce double but; il y avait, de plus, à prendre certaines précautions très-minutieuses, à la vérité, mais indispensables pour éviter des illusions ou des erreurs, dont on ne s'est pas suffisamment préoccupé, dans cette étude

Et d'abord, il était nécessaire de déterminer, au préalable et avec des tâtonnements qui usent beaucoup de temps et de patience, les doses des médicaments compatibles avec la vie de l'animal, de façon à ne point s'exposer à réaliser un résultat tout opposé à celui que l'on cherche, c'est-à-dire à produire la mort de l'animal par le moyen qui est précisément destiné à la conjurer.

Une autre précaution, qu'il est à peine besoin de mentionner, tellement elle est capitale dans l'espèce, c'est d'avoir la certitude que le sang employé est bien positivement doué des propriétés virulentes qu'il s'agit de transmettre, afin de n'être pas induit à l'erreur de croire que telle ou telle substance possède une vertu curative ou préventive, alors que cette substance aurait eu à combattre une maladie *imaginaire*.

C'est pour nous mettre sûrement à l'abri de ces causes d'erreur que nous avons constamment donné à nos expériences le dispositif suivant :

Trois animaux de même espèce et, autant que possible, de même poids concourent à l'expérience.

L'un reçoit à la fois le *sang septique* et la substance supposé *antiseptique*;

Le deuxième reçoit du *sang seul*, en même quantité que le premier ;

Enfin, nous administrons au troisième le *médicament seul*, de la même façon et à la même dose qu'au premier.

Cela posé, nous commencerons par l'étude de la *quinine* considérée comme antiseptique.

LA QUININE CONSIDÉRÉE COMME ANTI-SEPTIQUE.

Parmi les substances étudiées et plus ou moins prônées comme anti-septiques par les auteurs qui précèdent, on est étonné de ne point voir figurer la *Quinine*. Il y a longtemps, cependant, que M. le professeur Binz (de Bonn), a attribué à la quinine à la suite d'expériences qui ne manquent pas d'intérêt, des propriétés anti-putrides supérieures à celles de la plupart des agents chimiques qui jouiraient du même privilége. Les premières expériences de M. Binz sont consignées dans la thèse de M. Herbst. Il les a reprises plus tard en étudiant le mode d'action de l'alcoloïde principal du quinquina. Son procédé d'expérimentation s'appuie sur ce principe *a priori*, que les modifications qui s'opèrent au sein des liquides ou des tissus pour constituer la putridité, sont dues aux infusoires développés dans ces liquides ; en un mot, M. Binz admet en principe la doctrine de Schwan, de M. G. Schültze, si brillamment reprise par M. Pasteur, qui l'a, en quelque sorte, faite sienne ; et partant de cette idée première, il cherche à démontrer l'action toxique de la quinine sur les organismes inférieurs, et il en déduit les propriétés anti-septiques de cet agent. M. Binz se sert du *chlorhydrate neutre de quinine*, en raison de la solubilité facile de ce sel (le chlorhydrate de quinine se dissout facilement dans 60 fois son volume d'eau). Agissant d'abord sur de très-gros infusoires, les *kolpodes* et les *paramécies*, qui se développent dans les infusions végétales, il a constaté qu'ils étaient tués immédiatement par une dissolution du chlorhydrate de quinine au 800e ; qu'ils périssaient en quelques minutes sous l'influence d'une dissolution au 2,000e, et en quelques heures sous l'action d'une dissolution au 20,000e.

Les autres alcoloïdes végétaux paraissent loin de jouir, au même dégré, de cette propriété même pour les êtres inférieurs ; et par exemple, ceux-ci résistent plus d'une heure à l'action du chlorhydrate de morphine au 120e, et l'azotate de strichnine au 200e ne les détruit qu'après un contact de plusieurs minutes.

Seul parmi les réactifs non doués de propriétés corrosives, l'*hypermanganate de potasse*, paraît sous ce rapport, être supérieur à la quinine, et le *bichlorure de mercure* aurait une puissance à peu près égale.

Mais, à vrai dire, les infusoires dont il vient d'être question ne sont pas les agents bien accrédités de la putréfaction ; et il s'agissait surtout de démontrer l'action toxique de la quinine sur les *vibrions*, les *spirilles*, et principalement sur les *bactéries*. Eh bien, d'après M. Binz, cette action serait la même sur ces microzoaires que sur ceux dont il a été question plus haut. Seuls les *monades* offriraient une plus grande résistance aux effets du poison. Ainsi se trouveraient établies les propriétés véritablement anti-septiques de la quinine.

M. Binz ne s'en est pas tenu là, et transportant ces conclusions dans le domaine des hypothèses, il explique les effets de la quinine dans la fièvre intermittente paludéenne par l'action nocive de cette substance sur les végétaux microscopiques du genre *palmella*, qu'il considère avec le docteur Salisbury comme la cause de cette maladie. En outre, M. Binz, ayant observé que le chlorhydrate de quinine arrête le développement et les mouvements amiboïdes des globules blancs, et attribuant à ces derniers le rôle qui leur a été assigné, dans l'inflammation et la suppuration, par Cohnheim et ses partisans, assimile, de par l'action de la quinine, les globules aux infusoires ; ainsi s'expliquent selon M. Binz, les propriétés *antiphlogistiques* de cette substance.

Nous n'avons pas à suivre M. Binz sur ce terrain, et nous devons rester ici sur celui de la septicémie proprement dite.

M. le docteur Bochefontaine a repris récemment l'étude de ce sujet, en se plaçant au même point de vue que M. Binz, et de nombreuses expériences parfaitement conçues, et réalisées dans le laboratoire de M. le professeur Vulpian, ont conduit cet habile et consciencieux expérimentateur à des résultats entièrement contradictoires avec ceux de l'auteur allemand. Il nous suffira, pour le montrer, d'extraire littéralement du remarquable travail de M. Bochefontaine (1), les conclusions auxquelles il est arrivé :

1° Les vibrioniens du sang putride ne sont pas détruits par les solutions de quinine au millième et même au $\frac{1}{800}$

2° Les vibrioniens du sang putride se comportent, dans ces solutions, à peu près comme dans l'eau pure.

3° Dans les solutions de quinine ou de sel de quinine au millième, contenant des matériaux azotés en petite quantité (petits morceaux de muscle frais, sang frais normal), on voit les vibrioniens se développer au bout de 48 heures et même de 24 heures.

4° Chez les grenouilles en état de *bactérihémie* (2), l'intoxication par la quinine ne détruit pas les bactéries ou les vibrions.

5° La *bactérihémie* expérimentale paraît se développer également chez les grenouilles intoxiquées par la quinine et chez les grenouilles qui ne le sont pas.

(1) Note sur quelques expériences relatives à l'action de la quinine sur les vibrioniens et sur les mouvements amiboïdes. *Archives de physiologie*. Juillet et novembre 1873.

(2) Nom donné par M. Vulpian à la maladie expérimentale dans laquelle se produisent les bactéries, et qui a pour siége principal le sang.

6° Chez la grenouille, la quinine en solution étendue ne paraît pas avoir d'action notable sur les mouvements amiboïdes des léucocytes.

Au mois de novembre 1873, le *Practitioner* publiait des recherches de M. le Dr Buchanan sur l'*action des alcoloïdes du quinquina et de quelques-uns de leurs congénères, sur les corpuscules du sang et les bactéries.* Cette étude a particulièrement porté sur les animalcules microscopiques des genres *bacillus* et *bacterium* que l'auteur confond sous la désignation générale de microzymes; c'est en cela surtout que cette étude nous intéresse. D'après les expériences de l'auteur, une solution du chlorydrate de quinine au 250° ne ferait qu'immobiliser les microzymes, sans les tuer; mais si l'on agit avec une solution plus forte du sel quinique, ces animalcules sont tués, car *ils ne se reproduisent plus.* Le même effet serait obtenu avec les autres alcoloïdes du quinquina; quinidine, cinchonidine, cinchonine, mais le pouvoir le plus grand appartient à la quinine, et le plus faible à la cinchonine.

Le Dr Buchanan a étudié, au même point de vue, l'action de certaines substances réputées succédanées de la quinine: le chlorhydrate de Berbérine, le sulfate de Beberia (lauracées), le sulfite et l'hyposulfite de soude, le picrate de potasse. Le sulfate de Beberia agirait seul à l'égal de la quinine; le sulfite de soude et le picrate de potasse, quoique moins puissants, empêcheraient aussi la reproduction des microzymes, moyennant, toutefois, des doses très-élevées.

Tels sont, en résumé, les résultats des expériences du Dr Buchanan, en ce qui concerne l'action des alcoloïdes du quinquina, particulièrement de la quinine sur les bactéries, car nous laissons de côté les expériences du même auteur relatives aux globules blancs en présence du même agent chimique. Or, le principal de ces résultats, celui d'après lequel une solution de chlorydrate de quinine sensiblement plus forte que la solution au 250e tuerait les microzymes de la septicémie, autrement dit ceux du genre bactérium, ce résultat, dis-je, est formellement contredit par l'une des expériences de M. Bochefontaine (Exp. X), qui montre que, dans une solution de chlorydrate de quinine au 100e, contenant quelques fragments de muscles frais, le *bacterium putredinis* se développe au bout de 24 heures. Il en est de même lorsque, au lieu de muscles, on emploie du sang frais.

Mais, quelle que soit l'action de la quinine sur les êtres microscopiques qui peuplent, dans certaines conditions, les liquides septiques, notamment le sang, il n'est permis de tirer de ce fait aucune induction légitime relativement à l'action de cette substance sur la *maladie* septicémique, avant d'avoir étudié expérimentalement cette influence dans l'organisme même; il est nécessaire, en un mot, de mettre en conflit, selon notre méthode, l'agent médicamenteux avec la maladie expérimentale, soit dans un but de prévention, soit dans un but de curabilité. Cette étude, d'ailleurs, emprunte un certain intérêt à cette assertion de M. Binz : « que l'empoisonnement des animaux à sang chaud par des liquides putrides est *neutralisé complétement ou en partie* par l'administration simultanée de la quinine. (1) » Voyons comment une déclaration si formelle s'accorde avec les résultats de l'expérimentation.

Nous avons employé le *Chlorhydrate de quinine*, dont Binz s'était particulièrement servi pour ses expériences. Nous nous sommes assuré, après quelques tâtonnements, que la dose de 1 gramme d'une solution saturée de chlorhydrate de quinine,

(1) C. Binz. *Abrégé de matière médicale et de thérapeutique. Trad. J. Alquier et Courbon.* — Paris 1872. Art. *Quinine.*

à un gramme pour quarante grammes d'eau distillée, en injection sous la peau d'un lapin adulte, n'amenait point fatalement la mort de l'animal ; c'est à peu près la dose maxima dont on peut user.

Cela fait, nous avons cherché à déterminer l'action *préventive* et *curative* de la quinine, en proportionnant, autant que possible, les doses du médicament à la quantité de sang septique inoculé. Nos expériences présentent, à cet égard, quatre séries :

Une première série dans laquelle la dose de sang septique et de liquide médicamenteux simultanément inoculés est très-élevée ;

Une deuxième dans laquelle l'essai porte sur des doses moyennes ;

Une troisième série où nous faisons intervenir des doses inférieures ;

Enfin, une quatrième dans laquelle la dose de la substance réputée préventive, est supérieure à celle du sang septicogène simultanément inoculé.

§ 1er. — RECHERCHE DE L'ACTION PRÉVENTIVE.

1re *Série.* — *La dose de sang et de liquide médicamenteux simultanément inoculés, est très-élevée.*

Expérience. — Nous prenons trois lapins de même volume, autant que possible, et de même vigueur.

A l'un d'eux, que nous désignons par la lettre A, nous injectons sous la peau de l'aine d'abord, un gramme de notre solution (un pour quarante), de chlorhydrate de quinine, puis immédiatement après, c'est-à-dire presque simultanément, un gramme de sang mêlé à de l'eau distillée en suffisante quantité, sang provenant du cœur d'un lapin qui vient de succomber à une septicémie très-aiguë (car notre culture en est au moins à la 2e génération).

A un deuxième lapin (B), nous injectons de la même façon, la même quantité, un gramme du même sang seul, sans introduction simultanée de la substance médicamenteuse.

Enfin, au troisième lapin (C), nous injectons seulement un gramme de solution de chlorhydrate de quinine.

L'expérience est ainsi disposée, le 27 février vers trois heures ; le lendemain matin, le premier lapin (A) est trouvé mort à huit heures ; le deuxième (B) succombe quelques heures après.

Le troisième (C) est en vie et paraît bien portant, car il est attablé à ses carottes. Ce lapin, pour le dire de suite, a survécu sans présenter d'accident notable.

Nous n'avons pas à revenir, en détail, sur les altérations anatomiques. trouvées à l'autopsie des animaux morts dans ces circonstances. Il n'est pas indifférent, toutefois, de remarquer, à ce propos, que les lésions pulmonaires sont, en général, notablement plus accentuées chez les animaux qui ont reçu simultanément le sang septique et le chlorhydrate de quinine ; il y a, dans ce dernier cas, une tendance plus marquée à la formation de noyaux apoplectiformes ou à l'infiltration sanguine. On trouve, en outre, particulièrement dans les cavités cardiaques droites, plus de sang coagulé que dans les cas où n'est pas intervenue la quinine. D'ailleurs la quinine, ou dans l'espèce, le chlorhydrate de quinine, lorsqu'il produit la mort, en dehors de toute autre cause, amène la production facile de coagula intra-cardiaques, en raison surtout de l'action parésique qu'il exerce sur le cœur.

Quoi qu'il en soit, il résulte clairement de l'expérience typique dont nous venons de donner le détail, que non-seulement le chlorhydrate de quinine ne modifie et n'arrête en aucune façon la marche fatale de la septicémie expérimentale, mais qu'il semble, au contraire, la précipiter. En effet, l'animal qui a reçu simultanément, par inoculation, le sang morbigène et la substance réputée anti-septique, succombe plus rapidement que celui qui a reçu uniquement le sang liquide septique, en même quantité.

Quant à l'animal auquel a été inoculé seul le chlorhydrate de quinine, sa survivance prouve bien que cette substance est incapable, à elle seule, à la dose indiquée et employée, de donner la mort et que celle-ci ne pourrait, dans les conditions dont il s'agit, lui être attribuée.

Nous avons répété, comme pour toutes les autres séries, *douze* fois cette expérience, et constamment elle nous a donné les mêmes résultats; d'où il semble permis de conclure qu'à des doses relativement et proportionnellement *élevées* de sang septique et de chlorhydrate de quinine, *simultanément* inoculées, ce dernier n'exerce aucune action *préventive* sur la détermination de la maladie expérimentale, et que, au contraire, il en paraît hâter la terminaison fatale.

Passons maintenant à l'étude des doses moins élevées, et que nous appellerons doses *moyennes*.

2ᵉ Série. — *Inoculation d'une dose moyenne de sang et de liquide médicamenteux.*

Expérience.— A un premier lapin adulte et vigoureux (A), nous injectons dans le tissu cellulaire de l'aîne, *simultanément* 0,25 centigrammes de notre solution de chlorhydrate de quinine, et 0,25 centigrammes de sang pris dans le cœur d'un lapin qui vient de mourir de septicémie aiguë, ce sang ayant été préalablement mêlé avec l'eau distillée parfaitsment pure, *par parties égales.*

A un deuxième lapin (B), semblable au premier par la force et le volume, nous introduisons de la même manière et dans le même lieu, 25 centigrammes du même sang seul, c'est-à-dire sans introduction simultanée de chlorhydrate de quinine.

Enfin, à un troisième lapin (C) de même volume et de même vigueur que les deux premiers, nous injectons, également dans l'aîne, 25 centigrammes de chlorhydrate de quinine *seul.*

Le lendemain matin à huit heures, c'est-à-dire au bout de seize heures environ, le premier lapin (A), qui avait été soumis à l'action simultanée du sang septique et du sel de quinine, était mort.

Le deuxième (B), qui n'avait reçu que le sang seul, succombait un peu plus tard, 4 heures après.

Le troisième, auquel avait été injectée uniquement la substance médicamenteuse, était parfaitement portant, et il a survécu depuis, sans présenter d'accident appréciable.

Les choses se sont donc passées, dans ce cas, exactement comme dans le cas précédent : la maladie expérimentale a suivi sa marche fatale en dépit de l'intervention de la quinine, ou plutôt elle semble avoir été aggravée par cette intervention, puisque la terminaison a été sensiblement plus rapide dans le cas de l'action simultanée des liquides morbigènes et de la substance médicamenteuse.

Le résultat est par conséquent le même, je le répète, avec les doses moyennes qu'avec les doses élevées.

Nous n'avons pas besoin d'ajouter que nous ne donnons ici, pour éviter d'inutiles répétitions, qu'une seule expérience qui peut être considérée comme type d'un grand nombre d'expériences semblables et conduisant invariablement à la même conclusion.

3ᵉ *Série. — Cas dans lesquels une dose inférieure de sang septicémique et de quinine, a été simultanément inoculée.*

Expérience. — Trois lapins adultes, de même poids environ, et de même vigueur, sont soumis, en même temps, à l'expérience suivante :

Au premier (A), nous injectons d'abord sous la peau de l'aîne, six gouttes (30 cent.) de la solution de chlorhydrate de quinine, ce qui fait 7 milligr. environ de principe actif ; immédiatement après, nous injectons dans le tissu cellulaire de l'aîne, du côté opposé, six gouttes (30 cent.) d'une solution de sang pris dans le cœur d'un lapin qui vient de succomber à la septicémie aiguë, solution faite ainsi : deux gouttes de sang dans cent grammes d'eau distillée bien pure, de telle sorte que cette eau est à peine teintée.

A un deuxième lapin (B), la même quantité de la solution sanguine est injectée au même lieu, mais seule et sans introduction simultanée de chlorhydrate de quinine.

Enfin, au troisième lapin (C), nous injectons, toujours sous la peau de l'aîne, six gouttes (30 cent. de la solution de chlorhydrate de quinine.

Dès le lendemain, c'est-à-dire dix-huit heures environ après l'inoculation, le lapin premier (A) est mort : c'est celui qui avait reçu simultanément le liquide morbigène et le liquide médicamenteux.

Le deuxième (B), qui n'a reçu que le sang seul, est mort cinq heures après le précédent.

Le troisième (C), a survécu et a été conservé plusieurs jours en parfaite santé.

De même que dans les cas précédents, l'anima frappé le plus rapidement de mort présentait des altérations pulmonaires, notablement plus avancées et plus graves que celui dont la mort avait été un peu plus tardive. Cette aggravation était marquée par la présence, dans le parenchyme des poumons, de noyaux apoplectiformes, ou de simples ecchymoses en plus grand nombre et plus étendues. Il y avait également plus de tendance à la formation de caillots cardiaques dans le cas où la mort succédait à l'administration simultanée de sang septique et de chlorhydrate de quinine. L'influence, en ce cas, de cette dernière, ne nous paraît pas douteuse; nous y reviendrons incidemment.

Quoi qu'il en soit, la conclusion principale qui se dégage de cette expérience, laquelle a été répétée un assez grand nombre de fois pour assurer la constance et l'exactitude du résultat, cette conclusion, dis-je, est que, aux doses inférieures de sang septique inoculé, de même qu'aux doses moyennes et plus élevées, la quinine n'apporte aucun obstacle à la marche et à la terminaison fatale de la maladie expérimentale ; loin de là, elle semble les activer sensiblement en ajoutant ses effets à ceux de la matière septique ; bien que, cependant, ces effets ne soient pas mortels par eux-mêmes, aux doses employées, ainsi que nous avons toujours pris soin de nous en assurer par une expérience de comparaison.

Dans les cas qui précèdent, nous avons, à peu de chose près, proportionné la dose de l'agent médicamenteux à la dose du liquide morbigène ; mais il y avait lieu de se demander s'il ne convenait pas de faire appel à une dose de médicament supérieure à celle de la matière virulente, afin de neutraliser les effets de cette dernière, et d'arriver ainsi à réaliser positivement la prévention. Il était facile de modifier, dans ce but, nos expériences, et c'est ce que nous avons fait pour les suivantes, qui constituent notre quatrième série.

4ᵉ série. — La dose de la substance médicamenteuse, réputée préventive, est supérieure à celle du sang septique simultanément inoculé.

Expérience. — Un premier lapin vigoureux, du poids de trois livres environ (A), reçoit en injection, dans le tissu cellulaire de l'aîne, du côté droit, 25 cent. d'un mélange de sang, provenant du cœur d'un lapin, qui vient de succomber à une septicémie très-aiguë, et délayé dans de l'eau distillée parfaitement pure, par parties égales.

Immédiatement avant cette injection, nous avions introduit, de la même manière, sous la peau de l'aîne du côté gauche, 50 centigr. de la solution de chlorhydrate de quinine (ce qui fait environ 1 cent. et demi de principe actif).

A un deuxième lapin (B), de même poids et de même vigueur, nous injectons au même lieu le sang septique *seul*, exactement à la même dose de 25 centig.

Enfin, un troisième lapin (C), semblable, autant que possible, aux précédents, par le poids et la force, reçoit en injection sous-cutanée à l'aîne, 50 centigr. de la solution quinique.

Les deux premiers lapins ne tardent pas à présenter les symptômes habituels de la maladie : tristesse, anorexie, refroidissement des oreilles et augmentation simultanée, au début, de la température centrale ; diarrhée, amaigrissement rapide, essoufflement, etc. Le premier (A) est trouvé mort le lendemain matin, environ quinze heures après l'inoculation.

Le deuxième (B) ne succombe que cinq ou six heures plus tard.

Quant au troisième (C), qui a reçu la quinine seule, il a survécu avec toutes les apparences de la plus parfaite santé.

On le voit, une dose de substance médicamenteuse, double de celle du liquide septique, introduite simultanément avec ce dernier, dans l'organisme, n'empêche pas la maladie de se déclarer et de suivre son cours fatal. Bien plus, de même que dans tous les cas, sans exception, que nous avons jusqu'à présent observés et relatés, l'agent médicamenteux agissant de conserve avec la matière septique, semble hâter la marche et la terminaison mortelle de la maladie expérimentale. C'est là un

fait tellement constant, qu'il est désormais inutile
d'y insister de nouveau.

D'ailleurs, dans l'observation que nous venons de
résumer, comme dans la plupart de celles qui précèdent, les altérations organiques examinées post-
mortem, se sont montrées notablement plus graves
chez l'animal qui a succombé le premier et qui
était sous l'influence simultanée du virus septique
et du sel quinique. Il serait superflu de revenir sur
la description si souvent donnée dans le cours de ce
travail, de ces altérations qui impliquent particulièrement, on le sait, le sang, les organes respiratoires, le foie et les reins, et qui sont de nature
essentiellement congestive et apoplectique.

Nous avons répété un certain nombre de fois l'expérience, en variant les doses relatives du liquide
morbigène et de l'agent médicamenteux, de façon
à opposer au premier une dose toujours supérieure
du second, le résultat a été constant, et de cette
quatrième série d'observations, il est permis de
tirer la conclusion suivante :

*La quinine n'exerce aucune action préventive sur la
septicémie expérimentale*, même quand elle intervient
à des doses supérieures, fussent-elles doubles de
celles du liquide morbigène inoculé.

L'action curative de la quinine
comme antiseptique.

Après avoir étudié, en elle-même, la septicémie
et son mode de production et de reproduction
expérimentales, que nous avions obtenues jusqu'à
la septième et huitième génération et au delà,
nous nous sommes appliqué à déterminer l'action
thérapeutique réelle de la quinine, en nous plaçant,
autant que possible, dans des conditions véritablement physiologiques; c'est-à-dire qu'au lieu de

mettre la substance médicamenteuse en contact
avec le sang septique extrait des vaisseaux, en dehors de l'organisme, ainsi que l'ont fait, à tort, la
plupart des expérimentateurs, nous avons offert,
pour ainsi dire, à l'absorption normale des vaisseaux, au moyen des méthodes en usage dans la
pratique, la substance en question, de manière à
permettre le conflit de celle-ci avec les parties liquides et solides de l'organisme en fonction. Nous
avons fait, de la sorte, une étude aussi complète
que possible de l'action *préventive* de la quinine, et,
sur ce point, nous sommes arrivé à la conclusion
suivante : L'action préventive de la quinine, dans
la septicémie expérimentale, est absolument *nulle*.
Bien plus, non-seulement la quinine introduite
dans l'organisme en même temps que du sang septique, n'empêche pas les effets morbides et mortels
de celui-ci, mais encore il paraît les aggraver.

Ces résultats n'étaient pas de nature, tant s'en
faut, à inspirer beaucoup de confiance dans l'efficacité de la quinine comme agent curatif de la maladie; et, en effet, cette présomption n'a pas tardé à être
accréditée, à nos yeux, par l'expérimentation.

Il nous a paru, tout d'abord, intéressant de re-
chercher quelle serait, à la suite de l'inoculation,
l'action du sang recueilli sur des animaux, auxquels
avaient été injectés simultanément du sang septique et la quinine (1). Bien que cette dernière
n'eût modifié, ni arrêté la maladie dans son évolution, ne se pourrait-il pas qu'elle eût exercé sur le
sang avec lequel elle s'est trouvée en contact une
influence telle que celui-ci eût perdu ses propriétés
morbigènes ? Il était facile de s'en assurer par
l'inoculation.

(1) Rappelons que c'est le chlorhydrate de quinine que nous
avons employé dans toutes nos expériences, tant à cause de sa
plus grande solubilité, que parce qu'il a été déjà préconisé par
Binz, dans les mêmes circonstances.

Rappelons d'abord que le sang, dans ces conditions, examiné soit du vivant de l'animal, soit immédiatement après sa mort, ne nous a jamais présenté d'organismes microscopiques en quantité anormale. Et nous n'avons pas fait seul cet examen : des yeux plus exercés que les nôtres au microscope ont constaté cette absence de microzoaires ; je citerai, en particulier, mon si regrettable et si regretté ami et collègue Muron, et M. le docteur Bochefontaine, d'autant plus compétent, en cette matière, qu'il s'est livré, ainsi que nous avons eu déjà l'occasion de le dire, à de longues et intéressantes recherches sur ce sujet.

On pouvait être, en conséquence, porté à penser que la quinine en conflit avec le sang dans l'organisme, bien que n'ayant pas d'action préventive sur la marche et la terminaison de la maladie, s'opposait du moins au développement des microzoaires, que l'on a si fréquemment rencontrés dans le sang dit septique, et auxquels quelques auteurs attribuent un rôle si important dans la transmissibilité virulente de la maladie. Mais cette présomption devait s'évanouir devant ce fait, que ces êtres microscopiques ne se rencontraient pas davantage dans le sang des animaux qui n'avaient pas reçu la quinine simultanément avec le sang septique ; et d'un autre côté, ce sang privé entièrement de microzoaires n'en était pas moins virulent et, à ce titre, inoculable au plus haut degré, puisque nous l'avons vu déterminer la maladie et la mort avec une extrême rapidité.

Quoi qu'il en soit, il y avait quelque intérêt à s'assurer expérimentalement des effets du sang qui s'était trouvé en contact dans l'organisme avec la quinine.

Nous avons, en conséquence, fait un certain nombre d'inoculations avec du sang recueilli sur des animaux qui avaient reçu en même temps du sang septique et du chlorhydrate de quinine ; or, le résultat constant de ces inoculations a été la mort de l'animal dans des conditions de temps et de détermination morbide semblables, à peu de chose près, à celles que nous avons observées dans nos précédentes expériences.

Voici, d'ailleurs, le résumé succinct d'un fait de ce genre, qui suffira, sans doute, pour fixer les idées, à cet égard.

Expérience. — A un premier lapin adulte très-vigoureux, nous injectons dans le tissu cellulaire de l'aine deux gouttes environ, d'une solution au dix-millième de sang pris, peu de temps après la mort, dans le cœur d'un lapin auquel avaient été inoculés simultanément du sang septique et du chlorhydrate de quinine injecté à doses proportionnelles.

A un second lapin, nous injectons dans la même région, deux gouttes également d'une solution, dans les mêmes proportions, de sang recueilli dans le cœur d'un autre lapin, qui, n'avait reçu que du sang septique seul, sans introduction simultanée de sel quinine.

Le lendemain soir, environ vingt-quatre heures après l'inoculation, le premier lapin est mort, après avoir présenté les symptômes habituels de la septicémie expérimentale. Le second lapin n'a été trouvé mort que le lendemain matin du jour où le précédent a succombé.

Ainsi, non-seulement le sang provenant d'un animal septicémié et ayant reçu en même temps, dans un but préventif, du chlorhydrate de quinine, a déterminé les mêmes accidents morbides et la mort, mais il semble, de plus, que le sang fût doué de propriétés virulentes ou, au moins, d'un léthalité supérieure à celle du sang n'ayant pas subi, dans l'économie, le contact du sel quinique; car le premier lapin a succombé bien avant le second; et il n'est pas indifférent d'ajouter que les altérations organiques, notamment celles des poumons, sont, en ce cas, notablement plus accentuées chez l'animal dont la mort a été plus rapide.

Nous avons répété l'expérience dans les diverses conditions dans lesquelles nous nous sommes placé pour l'étude de l'action préventive de la quinine, c'est-à-dire que nous avons pratiqué des inoculations avec du sang qui avait été en contact dans l'organisme avec les doses diversement proportionnées de chlorhydrate de quinine; le résultat a été constamment le même.

Il est donc évident que l'introduction simultanée de quinine et de sang septique n'enlève, en aucune façon, au sang de l'animal chez lequel a été faite cette introduction, ses propriétés virulentes.

Et maintenant, est-il besoin de reprendre une à une, toutes les tentatives expérimentales que nous avons faites, comme précédemment, pour déterminer, dans toutes les conditions possibles, les effets de la substance médicamenteuse sur la maladie confirmée? Non, en vérité, cela est superflu, et pourrait, à la longue, devenir fastidieux pour le lecteur. Aussi, nous suffira-t-il de déclarer, en prenant à témoin les preuves que nous avons accumulées dans les premières parties de ce travail, que jamais, dans aucun cas, la quinine n'a exercé aucune influence modificatrice, dans le sens de la curation, ou même d'une amélioration, sur la septicémie expérimentale; toujours, sans exception, l'évolution et la terminaison fatales se sont produites, et loin de les empêcher ou de les retarder, l'intervention de la quinine a eu plutôt pour effet de les précipiter.

Ainsi se trouvent formellement contredites les affirmations de Binz, presque uniquement basées, d'ailleurs, sur des conjectures et des hypothèses relativement au prétendu rôle des microzoaires

dans la septicémie, et à l'action non moins hypo-
thétique de la quinine sur ces microzoaires.

Nous avons déjà montré ce que valaient ces hypothèses, en ce qui concerne l'auteur sus-nommé.

Mais la doctrine septicémique des microzoaires a
pris, dans ces derniers temps, de telles proportions,
qu'elle est bien près d'envahir tout le champ nosologique, si on ne se préoccupe point de la faire
rentrer dans ses vraies limites. Avant de montrer
jusqu'à quel point peuvent y contribuer les résultats définitifs de ces recherches, il ne sera pas inutile, ni sans intérêt de passer rapidement en revue
quelques autres substances réputées antiseptiques,
notamment les acides phénique et chromique, et le
permanganate de potasse.

LES ACIDES CONSIDÉRÉS COMME
ANTISEPTIQUES.

Parmi les substances autres que la quinine, auxquelles ont été attribuées des qualités antiseptiques, il faut surtout compter un certain nombre
d'acides, notamment les acides phénique, chromique, sulfurique, salicylique. Celui-ci est aujourd'hui
de mode; chacun son tour. Nous ne nous en occu-
perons pas dans cette étude, nous proposant d'en
faire prochainement l'objet d'un travail particulier,
résumant, au point de vue expérimental et clinique,
tout ce qui a été dit, dans ces derniers temps, sur
cet incomparable (?) médicament, et essayant de
montrer ce qu'il faut accepter et retenir de ce pané-
gyrique thérapeutique.

Aujourd'hui, notre étude expérimentale portera
particulièrement sur deux types qui jouissent

d'une certaine réputation dans la thérapeutique antiseptique, soit à titre de préventifs, soit à titre de curatifs : l'acide chromique et l'acide phénique. C'est toujours, rappelons-le, dans l'organisme en fonction, non en dehors de lui, que nous plaçons, expérimentalement, l'agent médicamenteux, et par conséquent en conflit avec les liquides et les solides en puissance de septicémie.

Voyons, en premier lieu, comment se comporte dans ces conditions l'*acide chromique*.

ESSAI DE L'ACIDE CHROMIQUE COMME ANTISEPTIQUE.

Dans les deux expériences qui suivent, nous avons introduit directement dans la veine, et le sang septique, et la substance médicamenteuse ; l'opération est facile, quoique délicate, chez le lapin, et les résultats sont, dans ces conditions, très-démonstratifs.

EXPÉRIENCE. — Sur un lapin gris vigoureux, nous mettons à nu, dans une suffisante étendue, les deux veines fémorales dans la région de l'aine ; une petite pince d'arrêt est placée sur la partie dénudée en haut et en bas. Dans l'une des veines, nous injectons d'abord, avec la seringue de Pravaz, munie d'une des plus fines canules à extrémité mousse, vingt centigrammes d'une solution d'acide chromique au centième ; l'animal ne paraît pas affecté par cette introduction ; immédiatement après, dans l'autre veine, nous injectons, par le même procédé, environ quatre gouttes de sang aspiré dans le cœur d'un lapin qui vient de succomber à la maladie septicémique. Puis l'animal est abandonné à lui-même dans un endroit clos, bien pourvu de foin et d'aliments (carottes).

Le lendemain, il est dans cet état d'immobilité et de tristesse qui sont habituellement le prélude de l'envahissement de la maladie ; les oreilles sont froides, et c'est à peine s'il a touché aux aliments qui ont été mis à sa portée.

Les jours suivants, le mal progresse avec un peu plus de lenteur, il est vrai, que dans les cas ordinaires.

Le sixième jour, l'animal est mourant ; il est comme pelotonné sur lui-même ; le poil est hérissé, l'amaigrissement est extrême ; la respiration suspirieuse ; l'animal est pris, quand on l'excite, d'une sorte de tremblement avec hochement de la tête, et il est incapable de se déplacer.

Il succombe dans la nuit du sixième au septième jour.

Autopsie. — L'une des plaies de l'aine, celle du côté où a été faite l'injection intra-veineuse de la substance médicamenteuse est parfaitement cicatrisée ; mais du côté opposé, où a été introduit également dans les veines le sang septique, la réunion n'est que partielle ; il y a un léger décollement à la partie inférieure et un peu d'infiltration puriforme.

De l'infiltration, mais purement séreuse, c'est-à-dire de l'œdème simple, existe dans le tissu cellulaire sous-cutané de presque toute la région thoraco-abdominale particulièrement vers les flancs.

Congestion généralisée séro-sanguine des deux *poumons*, avec quelques points ecchymotiques disséminés.

Infiltration apoplectiforme très-prononcée du *foie*, dont le tissu est d'une friabilité extrême ; il en est de même du tissu de la *rate*.

Les deux ventricules du *cœur*, surtout le droit, sont remplis de caillots noirs mêlés à une petite quantité de sang liquide, épais, poisseux, tachant fortement les doigts, couleur sépia.

Enfin, congestion intense des *reins*, et petits caillots filiformes dans les veinules de la substance tubuleuse.

Au point de vue de la question qui nous occupe ici principalement, celle de l'action préventive de l'acide chromique, on voit que le résultat est absolument négatif. Il est permis, cependant, de constater un notable retard dans la marche progressive de la maladie.

Le procédé de l'introduction directe de l'agent médicamenteux, dans le sang en circulation, n'est peut-être pas complétement étranger à ce résultat, car, dans les cas d'injection hypodermique, la terminaison fatale est bien plus rapide, ainsi que le prouve l'expérience suivante : ici, il est vrai, la dose d'acide chromique est moindre, de même, d'ailleurs que celle du sang septique injecté.

Expérience. — Deux lapins de même force et de même volume :

A l'un d'eux, injection simultanée de 4 gouttes d'*acide chromique* au 3 millième sous la peau de l'aine d'un côté ; et de 4 gouttes de sang septique frais au millième à l'aine du côté opposé ;

Au second lapin, injection de la même manière de 4 gouttes d'acide chromique seul (même solution).

Environ 14 heures après, mort du premier lapin.

Le second a survécu bien portant : nous lui avons injecté le lendemain de la mort de son congénère, 4 gouttes de la même dilution de sang septique reçu par ce dernier, — et il succombait à son tour environ 16 heures après cette injection.

L'expérience qui suit est disposée de façon à mettre en jeu l'action *curative* de l'acide chromique :

Expérience. — Lapin vigoureux auquel ont été injectées dans la veine fémorale six gouttes environ de sang septique aspiré dans le cœur d'un autre lapin arrivé à la période ultime de la maladie, mais encore vivant. L'animal ainsi inoculé présente vingt-quatre heures après tous les symptômes de la maladie septicémique à la période d'état. A ce moment, nous lui injectons sous la peau du dos 0,20 centigrammes d'une solution au centième d'acide chromique.

Aucun accident immédiat, ni ultérieur ne paraît être déterminé par l'absorption de cette substance.

Le lendemain, l'animal n'est pas mieux ; la maladie semble suivre son cours progressif ; amaigrissement, immobilité, tristesse, diarrhée, refus des aliments ; respiration suspirieuse, oreilles de plus en plus refroidies.

Le troisième jour après l'injection de l'acide chromique, la maladie semble avoir subi un temps d'arrêt dans ses progrès ; mais elle reprend sa marche fatale le quatrième jour, et l'animal succombe dans la nuit du quatrième au cinquième.

Les altérations pulmonaires sont plus accentuées que

d'habitude ; à la congestion simple et généralisée s'ajoutent des petits foyers apoplectiformes nombreux, mêlés
à des ecchymoses assez étendues ; cependant le tissu
pulmonaire surnage.

Le sang du cœur a été recueilli avec soin et inoculé
sur-le-champ d'abord à un autre lapin destiné à l'essai
de l'action du permanganate de potasse, et dont nous
retrouverons bientôt l'observation ; et ensuite à un chien
en injection intra-veineuse.

Ainsi, pas plus au point de vue préventif que
curatif, l'acide chromique ne peut être considéré
comme exerçant une action réelle sur la septicémie,
dans les conditions expérimentales, qui se rapprochent le plus possible des conditions nosologiques
et thérapeutiques, qu'il s'agit de viser pratique-
ment.

L'acide phénique est-il plus heureux, c'est-à-
dire plus efficace ? C'est ce que nous allons voir.

L'ACIDE PHÉNIQUE CONSIDÉRÉ COMME ANTISEPTIQUE.

Nous avons réalisé pour l'acide phénique les
mêmes essais expérimentaux que pour la quinine
et pour l'acide chromique ; et, hâtons-nous de le
dire, nous sommes constamment arrivé aux mêmes
résultats négatifs. Aussi nous abstiendrons-nous
de donner ici la relation de toutes nos observations, qui ne serait qu'une inutile et fastidieuse
répétition.

Mais nous avons eu l'occasion d'observer, relativement à l'action de l'acide phénique, un fait qui
constitue une expérience, pour ainsi dire sponta-
née, faite par l'animal sur lui-même ; et qui offre,
comme on va le voir, un double intérêt :

EXPÉRIENCE. — Un lapin très-bien portant avait reçu
dans l'une des veines fémorales environ huit gouttes
(40 centigrammes) de sang pris par aspiration dans le

cœur d'un autre lapin arrivé à la période extrême de la
maladie septicémique. Dès le lendemain, le lapin inoculé
présentait les symptômes initiaux de la maladie, notamment une indifférence complète aux aliments déposés
près de lui et qui étaient demeurés à peu près intacts.
Mais ce même animal s'étant trouvé, par hasard, placé à
portée d'un fragment de cadavre humain, une cage thoracique ouverte et en train de putréfaction avancée, le
lapin, dis-je, s'en approcha, attiré sans doute par l'odeur,
et après l'avoir flairé, il se mit à y mordre avec toutes
les apparences d'un véritable plaisir, et à manger les
petits fragments charnus qu'il en détachait; en même
temps il léchait avec une certaine avidité la sanie putride
ramassée dans un coin de la cavité thoracique, et son
museau en était imprégné. Ce repas, au moins singulier
pour un lapin, dura environ trois quarts d'heure avec de
très-courtes intermittences, et il eût probablement duré
davantage si le fragment du cadavre n'eût été enlevé.
L'animal fut trouvé mort le lendemain matin.

A l'*autopsie*, à part les lésions que nous avons si
souvent notées et décrites dans les cas de septicémie
expérimentale, nous constatâmes dans l'estomac une
altération insolite dans ces conditions : une vive injection de la muqueuse dans une assez grande étendue, et
deux ou trois larges ecchymoses dans des points voisins
de la région du cardia. De petites parcelles de tissu mus-
culaire et de peau putréfiées se trouvaient en ces points
mêlées à de petits amas de matières alimentaires indi-
gérées.

Cette observation est, ainsi que nous l'annoncions
plus haut, doublement intéressante : elle montre,
en premier lieu, l'action rapide des matières putrides
cadavériques spontanément ingérées, et se sura-
joutant à l'influence de l'inoculation septicémique ;
et le doute ne saurait être permis, à ce sujet, car
le lapin a succombé 24 heures avant un de ses com-
pagnons inoculé au même moment et de la même
façon, mais n'ayant pas ingéré, comme le précédent,
des fragments et des liquides de cadavre putréfié.
En second lieu, le cadavre humain dont il s'agit
avait subi l'injection conservatrice, actuellement en
usage à l'école pratique, d'une solution *phéniquée* :

il en résulte que notre lapin a dû absorber en même
temps que les parcelles cadavériques une certaine
quantité de cette solution dont ces parcelles étaient
imprégnées. Or, il est évident, d'après le résultat
définitif et les suites de l'expérience, que l'acide
phénique n'a exercé, en ce cas, aucune action préventive. L'on pourrait supposer, il est vrai, que
l'acide phénique a eu pour effet, au contraire, de
hâter le dénoûment, par son influence toxique ;
mais nous ferons remarquer que, durant les deux
heures pendant lesquelles nous avons eu sous les
yeux et en observation le lapin, après son repas
cadavérique, nous n'avons vu se produire chez lui
aucun des symptômes aujourd'hui bien connus et
très-saisissables de l'intoxication par l'acide phénique.

Après ces résultats, il était tout au moins superflu
d'essayer d'autres acides, et il était permis de conclure définitivement à l'impuissance réelle de ces
sortes de composés chimiques, contre l'évolution
fatale de la septicémie expérimentale,

Il ne nous restait plus qu'à examiner un certain
nombre de substances également réputées antiseptiques, et dont l'étude expérimentale n'avait pas
été faite, à ce point de vue, du moins dans des conditions propres à légitimer les résultats obtenus.
Au nombre de ces substances qui méritaient surtout notre attention, sont le *Bichromate* et le *Perman-*
ganate de potasse, et enfin l'*iode*.

DE L'ACTION DU BICHROMATE ET DU PERMANGANATE DE POTASSE DANS LA SEPTICÉMIE EXPÉRIMENTALE.

Nous ne relaterons, selon notre habitude et pour
ne point fatiguer le lecteur, qu'une expérience
typique relative à l'action de chacune de ces substances, car ici, comme précédemment, il nous est
permis de dire : « *ab una disce omnes* ».

1° Bichromate de potasse.

Expérience. — Deux lapins vigoureux, adultes, de même poids, sont soumis en même temps à l'expérience suivante :

A l'un d'eux, nous injectons d'abord dans le tissu cellulaire de l'aine du côté droit 4 gouttes (0,20 c. gr.) d'une solution de *bichromate de potasse* au 1500° ; immédiatement après cette injection, c'est-à-dire presque simultanément, nous en faisons une de 5 gouttes de sang septique au 1000° dans la région similaire du côté opposé.

Puis, au second lapin, nous introduisons de la même façon 4 gouttes de bichromate de potasse seul, sans injecter simultanément du liquide morbigène.

Dès le lendemain matin, c'est-à-dire environ dix-huit heures après l'inoculation le lapin qui a reçu à la fois le sang septique et le bichromate de potasse, est trouvé mort. Le lapin qui n'a reçu que le bichromate de potasse ne présente aucun accident appréciable ; il a continué à bien se porter.

On remarquera que les doses que nous avons employées sont celles qui ont été indiquées par plusieurs auteurs, notamment par M. Davaine, comme étant suffisantes pour neutraliser le poison septique dans le sang extrait des vaisseaux. Mais, pour nous, ce procédé est absolument artificiel, et non physiologique. Encore une fois, c'est sur le sang en circulation, en fonction, qu'il faut agir, pour être autorisé à tirer de l'essai expérimental des déductions légitimes et applicables.

L'action du bichromate de potasse peut donc, à bon droit, être considérée comme négative.

En est-il de même de l'action du permanganate de potasse ? c'est ce que l'expérience qui suit va nous démontrer.

2° Permanganate de potasse.

Expérience. — A un premier lapin, nous introduisons simultanément dans le tissu cellulaire de l'aine, d'un côté 4 gouttes (20 centigrammes) d'une solution de *permanganate de potasse* au 1/100°. et 4 gouttes de sang septique frais, au dix millième, de l'autre côté.

Puis à un second lapin aussi semblable que possible au premier, en volume et en force, nous injectons, de la même façon, 4 gouttes de la même solution de permanganate de potasse seul, c'est-à-dire sans introduction simultanée de sang septique.

Les deux jours suivants les deux lapins ne présentent pas de changement bien appréciable dans leur état; peut-être le second, en observant de près, est-il un peu triste et se tient-il plus dans l'immobilité et éloigné des aliments que le premier.

Mais au bout de trois jours, il n'est plus douteux qu'une modification réelle s'est produite chez le premier lapin; il s'est relégué et blotti dans un coin de sa cage; il ne mange plus; l'œil est abattu, les oreilles sont très-réfrigérées, et il a de la diarrhée. Nous constatons, en outre, facilement, une accélération très-notable des mouvements respiratoires du flanc.

L'autre lapin reste bien portant et alerte.

Le malade succombait le quatrième jour après l'injection.

Il semble que, dans ce cas, la marche de la maladie ait été retardée; mais elle n'a pu être arrêtée, malgré la dose relativement considérable du médicament, dont on ne peut, par conséquent, admettre, dans ces conditions, l'effet curatif.

Maintenant, viendrait, dans cette étude, le tour de l'iode. Nous avons entrepris avec cette substance, et mené à fin un certain nombre d'expériences, dont les résultats ne différaient en rien de ceux que nous avions précédemment, il nous est permis de le dire, accumulés, — résultats constamment *négatifs*, lorsque M. le professeur Colin (de l'École d'Alfort) a communiqué à l'Académie de médecine, ses expériences sur le même sujet, réalisées dans des conditions identiques, et menant aux mêmes conclusions.

Cet accord complet avec le savant physiologiste nous dispense d'insister ; et nous pouvons maintenant résumer ces longues recherches, et en déduire les conclusions générales qu'elles comportent.

CONCLUSION.

Nous avons passé en revue, en les soumettant au contrôle expérimental, la plupart des substances réputées antiseptiques. Les résultats partiels de cette longue enquête sont contenus dans chacun des faits que nous avons provoqués et suivis. Mais cela ne suffit pas, et le moment est venu de synthétiser et de résumer ces résultats dans une conclusion générale.

Cette conclusion est simple et nette, le lecteur a dû la pressentir dès longtemps : elle est absolument NÉGATIVE, en ce qui concerne l'action médicamenteuse des substances dites antiseptiques; en d'autres termes, il n'est aucune de ces substances, de celles du moins que nous avons examinées, qui, soumises à l'épreuve de l'expérimentation, dans les conditions véritablement physiologiques dans lesquelles nous nous sommes placé, ait paru douée de propriétés favorables, soit préventives, soit curatives, dans la septicémie expérimentale. Il semble, au contraire, d'après un nombre respectable d'observations, que la plupart de ces agents chimiques introduits dans l'organisme en puissance de la maladie septicémique, ajoutent leurs effets à ceux du principe morbide, de façon à rendre celui-ci plus nocif et plus rapidement mortel, au lieu de le combattre.

Quelque surprenants et imprévus que soient ces résultats, force est bien de les accepter, comme l'expression exacte de l'observation expérimentale. Mais, outre la surprise, peut-être sont-ils de nature à faire naître aussi la déception, et à faire croire à la stérilité de recherches qui mènent à une aussi décevante conclusion. Que l'on se détrompe.

Et d'abord, rien n'est stérile dans la recherche expérimentale de la vérité, attendu que celle-ci peut résider tout aussi bien dans un résultat négatif que dans un résultat positif. C'est le cas actuel, et nos expériences n'auraient-elles pour effet que de préserver de l'illusion et des mécomptes, auxquels expose la croyance mal fondée dans l'efficacité des prétendus antiseptiques, elles auraient, en cela seul, une utilité indéniable.

Mais un enseignement d'une plus haute portée, s'il nous est permis de le dire, — se dégage de la conclusion négative, à laquelle nous avons été conduit par nos recherches.

Dans cette immense question de la septicémie et des maladies septiques, on a rabaissé le problème nosologique et thérapeutique, à ses proportions, en quelque sorte, les plus infimes ; et ce que l'on a cru ou que l'on croit être une solution définitive, n'est, en réalité, qu'une trompeuse apparence, une illusion profonde et dangereuse. La faute en est, nous n'hésitons pas à le déclarer, aux exagérations, aux tendances généralisatrices et exclusivistes de la doctrine *parasitaire*, et notamment de la doctrine panspermiste.

Certes, nous sommes loin de méconnaitre tout l'intérêt et toute l'importance des recherches modernes sur les ferments figurés et les infiniment petits, et sur le rôle qu'ils jouent dans les phénomènes biologiques. Mais il est incontestable — et

personne aujourd'hui n'oserait le nier — que ce
rôle a été singulièrement exagéré, notamment dans
le domaine des accidents morbides, où la doctrine
parasitaire a pris droit de domicile et s'est installée
en maîtresse ; si bien qu'il ne semble plus y avoir
de maladie possible, sans intervention parasitaire
génératrice, pas plus qu'il ne saurait y avoir con-
tagion ou transmissibilité sans l'inévitable micro-
zoaire.

Cette doctrine pathogénique est d'autant plus
facilement acceptée, et envahissante, qu'elle est
des plus simples et des plus commodes : quelques
bactéries ou bactéridies, quelques vibrioniens, et,
en général, quelques microzoaires, c'est tout ce
qu'il faut pour constituer, dans ses éléments étio-
logique, symptomatique et pathogénique, la
maladie.

A quoi se réduit, dès lors, le problème thérapeutique ? A une indication unique, constante,
invariable, fatale : l'emploi d'un agent parasiticide,
ou bien, en thérapeutique chirurgicale, l'emploi
des méthodes préventives de pansement, dont les
effets peuvent facilement être adaptés, il est vrai,
à la théorie des germes morbides, mais sans qu'il
ait été possible jusqu'à présent d'appuyer cette
adaptation à posteriori sur une démonstration pé-
remptoire.

Non, les choses ne se passent pas aussi simple-
ment dans le monde des réalités, même des réalités
morbides ; le problème nosologique et thérapeutique est d'une complexité et d'une variabilité
autrement grandes. Pour le comprendre, l'em-
brasser et le résoudre, les données microchimi-
miques ne suffisent pas, il faut de plus et nécessairement celles de la physiologie et de la clinique.

En nous plaçant sur le terrain expérimental et
physiologique, c'est-à-dire en mettant en cause
l'organisme vivant et fonctionnant, nous sommes
arrivé à la démonstration de ce fait capital : c'est

qu'il n'existe pas, à proprement parler, de *médicament antiseptique*. Nous ne disons pas *anti parasitaire*,
car la septicémie expérimentale — cela ressort
également de nos expériences — n'implique pas
nécessairement l'intervention, ni la présence dans
le sang du malade, de microzoaires.

· Mais s'il n'existe pas de *médicament* antiseptique,
n'y a-t-il pas une *médication* antiseptique ? Ceci est
une autre question, et c'est la vraie question, celle
qu'il importe de résoudre, et dont l'étude peut être
d'autant plus fructueusement abordée que, grâce
aux résultats de l'expérimentation, le problème
se trouve maintenant posé dans ses véritables
termes, et débarrassé d'une erreur préjudicielle
qui ne pouvait que l'obscurcir.

Cette étude fera l'objet de la deuxième partie de
ce travail, et elle sera comme la consécration pratique de ces recherches.